AF363601

INSTRUCTION

DU CONSEIL DE SANTÉ DES ARMÉES

SUR LES

MESURES HYGIÉNIQUES

APPLICABLES AUX CAMPS

DESTINÉS A RECEVOIR LES TROUPES REVENANT D'ORIENT.

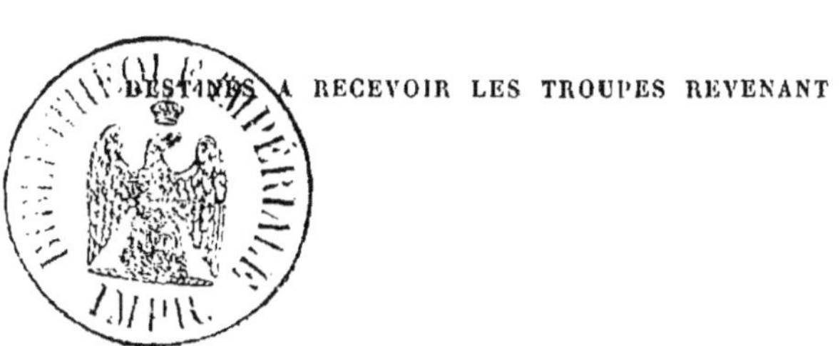

PARIS,

IMPRIMÉ PAR HENRI ET CHARLES NOBLET,

Rue Saint-Dominique, 56.

—

1856

C.

INSTRUCTION.

DU CONSEIL DE SANTÉ DES ARMÉES

SUR LES MESURES HYGIÉNIQUES

APPLICABLES AUX CAMPS

DESTINÉS A RECEVOIR LES TROUPES REVENANT D'ORIENT.

D'après les dispositions arrêtées par S. Exc. M. le Ministre de la guerre, dispositions conformes aux vues émises par le Conseil de santé des armées, les troupes qui ont fait partie de l'armée d'Orient seront, au fur et à mesure qu'elles seront ramenées en France, déposées et établies provisoirement dans des localités choisies à l'avance, de manière à rester soumises pendant quelque temps à une sorte d'observation médicale et à des soins particuliers, aussi favorables à leur propre santé qu'à la préservation des populations du littoral et de l'intérieur auxquelles elles ne tarderont pas à se mêler.

Les îles de Sainte-Marguerite et de Porquerolles et Cavallaire ont été désignées pour l'établissement des camps qui doivent recevoir les troupes. Les agglomérations temporaires qui vont s'y former pourraient, à leur tour, devenir des foyers d'insalubrité et un péril de plus après tant d'autres périls passés, si elles n'étaient placées sous la sauvegarde d'une hygiène sévère, si la sollicitude des chefs militaires, constamment éveillée et dirigée par l'initiative compétente des médecins, ne s'appliquait à combattre avec une persévérance infatigable les causes si nombreuses qui, au milieu des masses d'hommes plus ou moins imprévoyants, engendrent l'infection et les maladies qui en sont la conséquence. Le but de ces installations, de ces camps de santé, comme on peut les appeler, serait ainsi manqué complètement, et la sage prévoyance du Gouvernement aurait fait des efforts et des sacrifices inutiles pour améliorer les conditions du retour d'une armée qui a subi long-temps, dans des climats lointains, l'influence combinée des souffrances, de la guerre, et des intempéries des saisons.

C'est pour prévenir des mécomptes et des erreurs, c'est pour seconder les intentions de l'Empereur et du Ministre de la guerre, que le Conseil de santé a cru devoir rédiger cette courte instruction : envoyée non-seulement aux médecins des hôpitaux et des corps de troupes, mais à tous les chefs de corps, et répandue même parmi les officiers des compagnies, elle donnera force à toutes les bonnes volontés, et servira de base ou de point de départ à toutes les mesures qu'il conviendra au commandement et à l'administration de concerter avec les chefs du service de santé.

Ces prescriptions hygiéniques sont relatives aux hommes, aux vêtements, aux lieux, aux habitations, au régime, aux exercices.

I. — *Propreté corporelle.*

Les hommes qui composent les troupes attendues ont plus ou moins souffert des privations, des fatigues, des incommodités d'un campement d'hiver, des influences d'un milieu spécial dont il est inutile de rappeler ici les conditions. Beaucoup d'entre eux ont payé tribut aux maladies qui ont pesé sur l'armée, et en gardent des traces plus ou moins prononcées. L'attention des médecins et des officiers se portera particulièrement sur ceux qui ont souffert de diarrhée, de dyssenterie, de scorbut : de ces maladies, les deux premières ont une grande tendance aux rechutes et récidives ; la dernière laisse à sa suite un état de débilité qui exige des ménagements. Parmi ceux-là même qui semblent avoir été épargnés complètement, on trouvera des constitutions plus ou moins détériorées, entamées, placées sous une imminence morbide qu'il importe de neutraliser. Tous, de quelque manière qu'ils aient traversé les épreuves de la campagne, ont conservé longtemps sur eux les mêmes vêtements, les mêmes couvertures, ont couché longtemps dans les sacs de campement ; tous ont vécu dans l'impossibilité de donner à leur propreté corporelle les soins réguliers qu'elle exige. De là sur leur peau, dans ses plicatures, aux orifices muqueux, sur les dents et la muqueuse-gincivale, une accumulation sordide des produits de sécrétions périphériques ; de là l'imprégnation des diverses parties de l'habillement par les résidus organiques et salins de la transpiration cutanée ; de là, par une infection inévitable et par une propagation dont la rapidité est connue dans toutes les armées, une pullulation parasitaire avec l'accompagnement accoutumé des irritations de la peau, des éruptions secondaires, qui, telles que les érythèmes, les furoncles multiples, l'ecthyma, les plaques eczémateuses, etc., ont leur double origine dans le prurit des sarcoptes et dans un état général plus ou moins voisin de la cachexie.

Toutes les conséquences morbides de la malpropreté et du malaise des camps d'Orient auront dû s'aggraver par la durée des traversées ; elles suggèrent les premières indications à remplir dès le débarquement et avant que les troupes ne soient réparties sous les tentes, à savoir : le nettoyage des hommes et de leurs effets d'habillement, la première de toutes les purifications, celle qui a pour but d'assainir l'atmosphère que chaque homme circonscrit autour de lui-même par ses vêtements, de détruire un à un les foyers individuels d'émanations nuisibles.

La saison et le choix des lieux de débarquement facilitent les mesures impérieuses de propreté et de nettoyage qui doivent être appliquées sans délai ;

des lotions générales avec du savon noir, des bains tièdes pour ceux qui ne peuvent se soumettre à des lotions en plein air ; les bains de mer ensuite pour tonifier la peau débarrassée de toutes les causes de saleté et de vermine. Aucun militaire, s'il n'est malade, et sa place est alors dans les hôpitaux, ne doit être dispensé de ces préliminaires de propreté. Ceux qui sont en même temps porteurs de vermine (*pediculus capitis, corporis*, etc.) seront soumis, immédiatement après les lotions générales ou le bain, à des frictions avec l'onguent napolitain ou la pommade soufrée du Formulaire, préparations insecticides dont l'usage, réglé avec prudence, ne peut être contre-indiqué par aucune circonstance individuelle. On donnera toutefois la préférence à la pommade soufrée chez les hommes qui ont les gencives saignantes ou qui conservent quelques traces d'affections scorbutiques, telles que macules, pétéchies, ecchymoses, indurations circonscrites, œdème péri-malléolaire ou des jambes, etc.

II. — *Effets d'habillement et d'équipement.*

Cette purification, appliquée aux hommes, resterait sans efficacité si elle ne s'étendait aux vêtements. Il est à prévoir que bon nombre de soldats débarqueront avec des effets tellement délabrés et infectés, que besoin sera de les habiller à neuf. Le Conseil de santé ne doute pas que, par une utile prévision, on ne réunisse dans chaque localité destinée au campement temporaire des troupes de retour, des ressources d'habillement, de linge, de chaussure, etc., aussi considérables que le permettent la situation de cette partie du matériel et l'approvisionnement des magasins régimentaires de France : ceux-ci seront certainement mis à contribution et auront à verser dans les dépôts d'habillement à créer, non-seulement leurs excédants disponibles de vêtements neufs, mais encore les capotes, vestes, tuniques et pantalons hors de service qui, plus ou moins usés, ont au moins l'avantage d'une propreté et d'une salubrité relatives.

Plus on donnera d'extension à cette mesure, plus on fera pour l'hygiène des troupes de retour. Quant aux effets d'habillement que l'on ne pourra remplacer, ils devront tous être battus à plusieurs reprises, à une grande distance des tentes, puis, autant que possible, lessivés dans l'eau savonneuse, exprimés, tordus avec force, et séchés au grand air. Après leur dessiccation, il sera nécessaire de les soumettre à des fumigations chlorurées dans une baraque close, pendant vingt-quatre heures, d'après le mode et avec les précautions mentionnés dans la Note du pharmacien major de 1re classe M. Fournez, approuvée par l'inspecteur médical en mission, et rendue exécutoire par l'intendant militaire de la 8e division. Les objets d'habillement non susceptibles d'être lavés seront battus, ventilés et fumigés d'après le même procédé. Les vêtements appartenant aux hommes infectés de poux devront, en outre, être exposés à l'action de la vapeur de soufre. Ces mêmes moyens sont applicables aux vêtements des hommes atteints de gale ; mais ceux-ci devront former une catégorie à part, à établir dans un groupe de tentes distinctes et isolées du camp régimentaire : ces tentes groupées, dépendance de l'infirmerie régimentaire, seront gardées par des factionnaires.

S'il existe des baraques ou des habitations propres au traitement des maladies d'infirmerie, on en réservera une partie aux galeux. Les règles tracées dans l'instruction ministérielle du 11 décembre 1852, pour le traitement expéditif de la gale, seront rigoureusement exécutées par MM. les médecins des corps de troupes, et, au besoin, par ceux des hôpitaux.

Ils ne sauront, à cette occasion, mieux faire que de se reporter aux indications contenues dans le rapport du Conseil qui précède cette Instruction, et relatives aux éruptions concomitantes et consécutives (1).

Les effets d'habillement non indispensables immédiatement aux hommes qui débarquent, seront soumis aux mêmes conditions d'assainissement ; viendra ensuite le nettoyage des effets d'équipement et d'armement, qui devront être exclus des tentes et disposés à une certaine distance des habitations, avec les sacs des fantassins et les porte-manteaux des cavaliers, sous des hangars ouverts de toutes parts à la ventilation.

Le Conseil place au nombre des précautions les plus essentielles à la préservation des troupes, à l'assainissement de leurs camps, celle de leur préparer, dans les diverses localités où elles débarqueront, un couchage entièrement nouveau. Les couvertures et autres effets de couchage qui leur ont servi, soit à bord des navires, soit en Orient, doivent être écartés et ne rentrer en usage dans l'armée qu'après avoir été battus, désinfectés, lessivés, séchés, aérés pendant un temps plus ou moins long. De nouveaux sacs, de la paille fraîche, des couvertures fournies sur place par le service de l'habillement, aussi bien que des tentes qui n'aient pas servi en Orient, tels sont les premiers éléments de la salubrité dans les agglomérations militaires au voisinage de nos villes littorales.

III. — *Localités, emplacements.*

Les recherches auxquelles s'est livrée l'autorité, avant de déterminer les lieux de débarquement pour les troupes de retour, sont une garantie de la salubrité de ces stations. Toutefois, l'exploration la plus attentive d'une contrée ne révèle pas toujours d'emblée les influences pathogéniques qui y sont inhéren-

---

(1) Voy. *Recueil des Mémoires de médecine, de chirurgie et de pharmacie militaires*, 2ᵉ série, tome IX, page 327.

tes ; dans l'étendue même d'une petite île ou d'une portion limitée du littoral, il peut se trouver des emplacements d'une valeur inégale pour la santé des hommes soumis au régime des camps et à l'habitation sous la toile. Il appartiendra surtout aux médecins des corps de troupes d'étudier, de préciser les nuances tout-à-fait pratiques de la topographie médicale, et, le cas échéant, il en sera référé à l'inspecteur médical en mission.

Peu de jours suffiront pour juger la salubrité relative des différentes parties. ou zônes du même camp. Si, par la direction des vents, par les accidents du sol, par la manifestation de quelque foyer inaperçu d'émanations délétères, il devient évident que des déplacements partiels ou des changements d'orientation sont nécessaires pour garantir certaines portions de camp, les médecins ont le devoir de les provoquer.

Dès leur arrivée, ils s'appliqueront à vérifier, par quelques moyens sommaires d'analyse ou d'appréciation usuelle, la qualité des diverses eaux réputées potables : ils feront réserver aux hommes celles que leurs essais auront démontrées les meilleures, les eaux moins salubres devant être affectées à l'usage des animaux et aux besoins du lavage, etc.

En cas de plainte sur la nature des eaux, il en sera référé à l'inspecteur médical en mission. Les vérifications faites, dès la première occupation du camp, serviront de règle aux corps de troupes qui se succéderont.

Si, comme à l'île Sainte-Marguerite, une partie des eaux nécessaires à la consommation est apportée journellement, ils auront à examiner comparativement ces eaux et celles qui sont en réserve dans les citernes de l'île, et ils en régleront la disposition d'après les mêmes principes.

Là où les eaux seront en partie apportées au moyen de citernes mobiles, ils veilleront à ce qu'elles soient conservées dans des conditions qui préviennent leur altération par les poussières, par les insectes, par les matières de dépôt, etc. ; ils feront placer à l'ombre et à couvert les réservoirs d'eau, dont le nettoyage devra se répéter aussi souvent qu'il sera nécessaire.

Les eaux de citerne devront être agitées à l'air avant d'être bues, non dans les citernes même où ce mouvement soulèverait des vases, mais dans les bidons de campement, non remplis jusqu'aux bords.

IV. — *Habitations, campement.*

S'il existe au voisinage de la mer des flaques d'eau salée, des amas de varechs, etc., il conviendra de laisser entre la plage et le camp une distance suffisante pour soustraire les troupes aux effluves de cette origine.

Le sol de l'emplacement réservé au camp devra être débarrassé de toute végétation, battu et nivelé, pour n'offrir aux eaux pluviales, aux eaux de lessive et autres, aucune dépression favorable à leur stagnation.

L'espacement des tentes entre elles, des diverses rangées de tentes, des groupes par compagnies, bataillons, régiments, etc., devra être tracé largement, et sans tenir un compte rigoureux des limites réglementaires de la castramétation. Les officiers du commandement ne sauraient trop se pénétrer de cette considération, que ce campement est institué dans un but sanitaire, et que toutes les dispositions à prendre, tout en ayant leur point de départ dans les fixations réglementaires, doivent converger à ce but. Les officiers comme les médecins se rappelleront que les camps, que les tentes s'infectent aussi bien que les quartiers populeux d'une ville, que les divers locaux d'une habitation close ; l'expérience récente de l'Orient leur en est un nouvel exemple.

Les tentes exactement fermées circonscrivent une atmosphère insuffisante pendant la nuit à seize hommes ; il sera donc prescrit d'y ménager une ouverture permanente, de telle sorte qu'il n'en résulte pas pour eux une impression directe de l'air extérieur, ni de courant d'air sensible, mais que l'aération s'y opère d'une manière continue.

Réduire le nombre réglementaire d'hommes à loger dans chaque tente, si les ressources de campement le permettent, est un sûr moyen d'améliorer le milieu respiratoire où ils passent en moyenne huit heures de réclusion nocturne.

Exhausser le niveau du couchage dans l'intérieur des tentes à l'aide de tréteaux, de claies en pente, de planches disposées en lit de camp, c'est porter dans une couche d'air plus pure la zône respiratoire des hommes qui y sont réunis. Il n'est pas inutile de rappeler que l'acide carbonique, exhalé en quantités notables à chaque expiration, s'accumule dans les couches inférieures de l'atmosphère confinée des tentes. Pour les mêmes raisons, les hommes couchés circulairement autour de l'axe vertical de la tente devront avoir les pieds vers le centre de la tente, et la tête à sa périphérie, de manière à laisser le plus grand espace disponible entre leurs têtes, et à élargir ainsi leurs sphères respectives de respiration.

Dès cinq heures du matin, les tentes doivent être ouvertes à l'opposite; elles seront aérées pendant toute la journée du côté opposé aux vents, au soleil, à moins que le peu d'élévation de la température ne permette d'y donner accès aux rayons solaires; le plus souvent, et pour peu que le temps s'y prête, il faut prescrire l'ouverture des tentes en deux sens opposés.

Tous les jours, les sacs de campement et les couvertures devront être secoués, battus, et exposés à l'air pendant plusieurs heures.

La propreté la plus sévère doit être maintenue dans l'intérieur des tentes, qui sera balayé et ventilé après chaque repas.

Tous les jours on veillera à ce que, à une heure fixée et à un signal déterminé, les hommes procèdent aux soins de propreté corporelle, consistant en lotions du visage, de la tête, des mains, des bras, et, une fois par semaine, des pieds. Il n'y a nul inconvénient à pratiquer ces dernières lotions avec de l'eau fraîche, si elles sont faites rapidement; un drap de lit pour deux ou pour quatre hommes devra être affecté à cet usage, ainsi qu'une quantité suffisante de savon noir, qui entrera dans les distributions réglementaires.

Ces ablutions se feront hors des tentes, et dans les rigoles creusées au milieu des chemins qui en séparent les rangées, rigoles pratiquées avec une pente suffisante pour le prompt écoulement des eaux de lavage.

Le séjour dans le camp ne devant pas se prolonger au-delà d'une courte période de temps, qui permettra d'apprécier définitivement l'état sanitaire des troupes, la paille de couchage fournie à chaque tente suffira pour ce temps; mais au départ des troupes, et avant l'installation de celles qui les remplaceront, cette paille devra être brûlée.

Les latrines devront être éloignées du camp au moins de 80 à 100 mètres, et placées en dehors de la direction des vents; on leur donnera la profondeur de 1 mètre à 1 m. 50, sur une largeur de 1 mètre; on recouvrira, le soir, les déjections de la journée d'une couche de terre d'environ 5 centimètres, et, dès que les déjections accumulées atteindront les deux tiers de la profondeur, on aura soin de les combler en y rejetant la terre relevée en talus sur l'un de leurs bords, et de les couvrir ensuite d'une couche de chaux. Si la proximité de la mer permet d'établir des latrines sur des pontons amarrés au rivage et communiquant avec lui par de larges chalands, on supprimera par ce mode d'installation l'une des causes d'infection les plus actives, les plus continues, les plus difficiles à neutraliser dans les camps.

Si des abattoirs doivent être établis dans les localités où les troupes sont campées, il faut les éloigner à de grandes distances, 4 à 500 mètres au moins, et les placer également en dehors de la direction des vents habituels, aussi près que possible de la mer, où l'on écoulera le sang et les liquides provenant de l'abattage ; tous les débris qui ne sont pas utilisés sur place devront être immédiatement enlevés ou enfouis à une profondeur suffisante, sous une couche de chaux vive.

Si des cas de typhus se sont manifestés dans quelques tentes, ces tentes seront remplacées, ainsi que les effets de couchage, et, suivant l'avis des médecins, l'emplacement qu'elles occupaient devra être abandonné.

V. — *Régime.*

L'affaiblissement des constitutions, les atteintes morbides que beaucoup d'hommes ont subies antérieurement, la nature du régime que les nécessités de la guerre leur ont imposé pendant longtemps, indiquent assez quel est celui qui leur devient indispensable dans les stations d'observation sanitaire.

Quels que soient les approvisionnements de biscuit et de salaisons en magasin, ces denrées ne doivent plus entrer dans les prestations alimentaires des camps de santé ; l'usage journalier du pain, de la viande fraîche, sera déjà une grande amélioration ; il y faudra joindre des légumes de la saison, si salutaires par les sucs acides. mucoso-sucrés, par les principes aromatiques qu'ils contiennent ; quelques aromates usuels, tels que clous de girofle, laurier, persil, quelques végétaux âcres, tels que l'ognon, l'ail, l'échalote, serviront à rehausser le goût du manger, à assaisonner la soupe. Si des légumes secs sont distribués, tels que lentilles, haricots, une addition d'huile et de vinaigre permettra de les préparer en salade, assaisonnement à la fois agréable et utile aux hommes dont les organes digestifs sont languissants sans irritation, ou qui conservent un certain degré d'altération du sang à la suite du scorbut épidémique.

Il est à désirer que la ration de viande fraîche reste fixée, pour la durée du stationnement dans les camps sanitaires, au taux de 300 grammes par jour, comme elle l'est en Orient, comme elle l'est sur la flotte pour les matelots et les passagers militaires, conformément aux prescriptions déjà arrêtées de concert entre le Ministre de la guerre et le Ministre de la marine.

Chaque homme recevra, dans les camps, par jour, 46 centilitres de vin en deux distributions, à raison de 23 centilitres pour chaque repas, et, en outre, l'allocation règlementaire du café et du sucre pour un repas léger du matin, qui se fera immédiatement après le nettoyage des tentes et les soins de propreté corporelle. Pour varier l'alimentation, il conviendra de préparer deux à trois fois par semaine la viande du repas du soir en rôti ou à une sauce aromatisée.

L'ordre des repas sera fixé comme il suit :

La soupe au café vers six heures du matin ;

Le premier repas de viande à dix heures et demie, entre dix et onze heures ;

Le repas du soir à cinq heures.

VI. — *Repos, exercices.*

Les hommes qui reviennent d'Orient ont besoin de repos et de délassement ; il faut aussi leur tenir compte, puisque cela est possible dans les conditions actuelles, des corvées et travaux inséparables de la vie des camps, même quand ces camps sont institués dans un but exclusivement hygiénique.

Les exercices doivent être bornés aux prises d'armes nécessaires pour les inspections ; c'est le matin, en cette saison et dans le climat de notre littoral méditerranéen, qu'il conviendrait de faire ces inspections, entre le petit repas de la soupe au café et le repas de dix heures.

Dans l'après-midi, les bains de mer pourront déjà se prendre très-utilement en mai et surtout en juin; tous les hommes devront y être conduits au moins trois fois par semaine. Ils seront particulièrement salutaires à tous les hommes étiolés, anémiques, demi-scorbutiques, énervés par les fatigues, pourvu que leur tube digestif soit en bon état, et qu'il n'existe chez eux aucune affection pulmonaire inflammatoire ou sub-inflammatoire, aucune lésion des organes centraux de la circulation.

Il importe de rappeler, à cette occasion, que le bain de mer a les propriétés fortifiantes et restaurantes du bain froid, augmentées encore par l'excitation momentanée que le contact d'un liquide salé produit sur la peau; il faut donc, pour en recueillir tout le bénéfice, que la durée de l'immersion dans l'eau soit proportionnée à la force de réaction individuelle : elle variera entre trois et dix minutes; il ne sera jamais utile ni prudent de la prolonger au-delà de cette limite. Pour les sujets affaiblis, détériorés, elle se réduira à trois ou cinq minutes ; mieux vaut que la réaction spontanée à l'impression de l'eau froide s'effectue à l'air que dans l'eau, et c'est parce que la température un peu élevée de l'atmosphère la facilite, l'accélère et la rend plus complète, que nous donnons le conseil de faire prendre les bains de mer dans l'après-midi, entre trois et cinq heures, pendant les mois de mai et de juin.

Pris avec discernement et sous la direction éclairée des médecins, ils seront un puissant auxiliaire de toutes les mesures hygiéniques déjà prescrites, un correctif de l'imminence morbide qui pèse encore sur beaucoup de militaires revenant d'Orient; ils aideront au rétablissement des fonctions cutanées et de l'harmonie fonctionnelle.

Il se trouvera, comme il a été dit précédemment, des catégories d'hommes à qui les bains de mer ne peuvent convenir, et qui ne pourront supporter que des bains tièdes et chauds. A la vérité, ceux-ci seront pour tous un bienfait, mais il est à craindre que tous ne puissent y participer ; c'est pourquoi l'on fera bien de les réserver à ces catégories exceptionnelles.

Nous rattachons aux exercices les jeux, les distractions actives qui peuvent être institués, tels que les jeux de quilles, de paume, les danses, les spectacles, etc. Inutile de les indiquer avec détail ; l'industrieuse gaieté du soldat saura y pourvoir, sous les auspices indulgents des chefs qui sauront encourager sa bonne humeur, tout en veillant à son bien-être et à la salubrité du camp. La musique des régiments est une ressource de récréation morale qui s'adresse aux masses ; elle devra contribuer journellement à ce salutaire office.

VII. — *Infirmeries et Convalescents.*

Chaque régiment devra avoir, dans un emplacement spécial, plusieurs groupes de tentes destinées aux maladies légères qui se traitent dans les infirmeries, et aux convalescents. Les prescriptions ministérielles relatives au régime de ces derniers devront recevoir leur exécution.

Les médecins redoubleront d'attention à l'égard de tous les hommes qui présentent un ensemble de symptômes se rapprochant des formes pathologiques propres à l'épidémie d'Orient, et ils dirigeront immédiatement sur les hôpitaux les cas plus caractérisés, voire même les simples cas de fièvre sans type réglé et d'une allure incertaine. Ils se concerteront avec le commandement pour que toutes les indispositions qui se manifestent sous les tentes leur soient notifiées, et leur vigilance s'exercera sur toutes les oscillations de la santé publique. Dans les visites de santé, ils rechercheront les traces pétéchiales et ecchymotiques, les phénomènes d'infiltration des membres inférieurs qui peuvent survenir en l'absence des lésions gincivales du scorbut; ils auront l'œil sur les hommes qui ont souffert de la diarrhée ; ils tiendront compte des récidives des fièvres d'origine palustre contractées au loin ; ils proposeront pour des congés de convalescence les hommes qui ne leur paraissent pas en état de prendre avec leurs régiments le chemin des garnisons de l'intérieur, etc.

VIII. — *Hôpitaux.*

L'hygiène des hôpitaux en voie de création ou déjà établis dans les camps, se résume dans les mesures d'espacement et de ventilation pour tous les malades sans distinction, et en plus dans celle de la séparation pour les typhiques.

Si l'hôpital occupe un bâtiment, c'est en dehors et loin de ce bâtiment qu'il faut réunir et traiter les typhiques : s'il est formé de baraques, c'est dans les baraques les plus excentriques et les plus isolées. A défaut de baraques appropriées, mieux vaut les traiter sous les tentes, à la condition de n'en placer que quatre au plus par tente règlementaire de quinze à seize hommes. Baraques, tentes ou locaux en maçonnerie, où que les typhiques soient placés, l'expérience a démontré que leur meilleure chance de salut, comme le seul moyen de préservation efficace pour ceux qui les soignent, c'est l'aération régulière et continue de jour et de nuit. Le Conseil de santé ne fait que renouveler ici, à propos du typhus, les prescriptions qu'il a formulées le premier, et que l'expérience a consacrées pour l'hygiène nosocomiale des cholériques. Dissiper, enlever, par des courants d'air incessants, les miasmes qui se dégagent incessamment des typhiques, est une indication de bon sens, aussi profitable à ces malades eux-mêmes qu'à ceux qui les entourent ; plus l'accumulation miasmatique augmente dans leur atmosphère, plus le danger s'aggrave et pour les uns et pour les autres.

Il découle aussi de cette donnée expérimentale, que rapprocher les lits des typhiques, c'est déterminer la confluence de deux atmosphères chargées d'émanations nuisibles ; c'est renforcer, multiplier l'infection, et avec elle les chances de destruction rapide.

Il ne faut donc pas que, pour isoler les typhiques, on les agglomère dans des locaux éloignés : ceux-ci ne tarderaient pas à se convertir en foyers infectieux d'une grande intensité, et dont le rayonnement ne pourrait être calculé, car chaque individu qui sortira de ce milieu sera apte à porter au loin le principe du mal dont il s'y sera saturé avec ou sans manifestation préalable de symptômes caractéristiques.

A la ventilation continue, au très-large espacement des typhiques, il faut ajouter les fumigations chlorurées, telles qu'elles sont prescrites par le Formulaire des hôpitaux militaires, la prompte inhumation des victimes, et, pour ceux qui les soignent ou les approchent journellement, une alimentation tonique, c'est-à-dire des suppléments de solde pour les officiers, des prestations accessoires en nature pour les infirmiers. Double ration de vin à ces derniers, le thé additionné d'un peu d'eau-de-vie pour la nuit, le café le matin.

Relever les infirmiers de garde de six en six heures, jour et nuit ; prescrire à ceux qui quittent la garde le jour une promenade prolongée à l'air libre et quelques ablutions fortifiantes d'eau froide ; établir le casernement des infirmiers en dehors des bâtiments assignés aux typhiques. Ces précautions auront certainement pour effet de restreindre les ravages cruels que cette maladie a déjà exercés parmi les infirmiers militaires.

Les salles de convalescents, qui ont été si utiles aux cholériques, le seront aussi aux typhiques, en les soustrayant à un milieu infecté, au spectacle des souffrances aiguës, aux dérangements nocturnes, etc.

Telles sont les recommandations que le Conseil de santé applique aux établissements temporaires de camps, infirmeries et hôpitaux que nécessite le retour de l'armée d'Orient.

Elles peuvent se résumer ainsi :

A. — *En ce qui concerne l'administration centrale.*

1° Réunir sur les lieux les moyens de campement nécessaires pour éviter l'encombrement sous les tentes, et en fournir largement aux infirmeries régimentaires ;

2° Donner des ordres pour que le couchage dans l'intérieur des tentes soit exhaussé au-dessus du niveau du sol à l'aide d'un des moyens indiqués (lits de camp, claies, tréteaux), et mettre à la disposition de chaque camp des effets de couchage (sacs, couvertures) nouveaux ou récemment lavés, et qui n'aient pas servi en Orient ;

3° Faire établir sur les lieux des appareils pour l'administration des bains tièdes sur une grande échelle (fourneaux, chaudières, baignoires, étagères à claires voies), et y diriger, avec le linge et le combustible nécessaires, un certain nombre d'infirmiers familiarisés avec ce service spécial ;

4° Créer dans chaque camp un magasin d'habillement dont les ressources en vêtements de rechange soient en rapport, autant que possible, avec les prévisions des remplacements à faire, et permettent de réaliser complètement les mesures de sanification prescrites pour les vêtements apportés de Crimée ;

5° Prescrire les distributions alimentaires et l'ordre des repas, tels qu'ils ont été déterminés dans cette Instruction, savoir :

La ration journalière de pain frais ;
300 grammes de viande par jour ;
46 centilitres de vin en deux distributions ;
20 grammes de café ;
25 grammes de sucre.

Si, comme on doit le prévoir, les légumes frais ne peuvent s'acheter sur place, prendre des mesures pour qu'ils entrent dans les distributions et viennent s'offrir aux consommateurs une ou deux fois par semaine; ajouter à la prestation une petite quantité d'huile (20 grammes) et de vinaigre (10 grammes);

6° Assurer à chaque régiment les ustensiles et le matériel nécessaires pour les infirmeries sous tentes;

7° Approvisionner largement les hôpitaux des camps de mobilier de couchage, de linge, etc., de manière à faciliter les changements de lit, les remplacements immédiats des objets contaminés par les malades qui succombent, etc.

Y attacher un nombre suffisant d'infirmiers pour ne point les exténuer par un service trop continu et les disposer ainsi aux atteintes du typhus Pour le même motif, défendre l'application à ce service, à titre d'auxiliaires, des hommes convalescents et valétudinaires fournis par les régiments.

B. — *En ce qui concerne l'exécution sur place.*

1° Veiller à que les conditions d'hygiène applicables au choix des emplacements, à la disposition et à l'espacement des tentes, à l'installation des annexes des camps, etc., soient fidèlement observées;

2° Appliquer méthodiquement et invariablement les mesures de propreté et d'assainissement dans l'ordre suivant :

Triage des hommes dès leur débarquement, et formation des catégories prescrites par le règlement quarantenaire ;

Lotions savonneuses, ablutions, bains tièdes ;

Battage, nettoyage des vêtements, ou remplacement de ceux qui sont trop délabrés ou non susceptibles d'être parfaitement nettoyés;

Fumigation chlorurée de tous les vêtements;

Fumigation sulfureuse de ceux qui sont infectés de poux ou d'acarus de la gale ;

Ensuite, installation sous les tentes, sur des couchages nouveaux ;

Nettoyage et exposition à l'air des effets d'équipement ;

Bains de mer dès le lendemain ;

3° Empêcher qu'il n'y ait d'autres exercices que les inspections, entre 5 et 9 heures du matin ;

4° Varier et rehausser le régime par le rôtissage des viandes alternant avec d'autres modes de préparation, par les assaisonnements aromatiques, à l'huile et au vinaigre ;

5° Faire concourir activement les sous-officiers et officiers de semaine à l'exécution des mesures hygiéniques et à la surveillance de l'état sanitaire des compagnies, afin que tous les cas d'indisposition soient immédiatement notifiés aux médecins ;

6° Faire passer deux fois par semaine une visite de santé qui aura pour but de constater, non-seulement les traces de syphilis et de gale, mais celles de scorbut et de validité des hommes ;

7° Traiter dans les infirmeries sous tentes les galeux d'après l'instruction du 11 décembre 1852 ;

8° Envoyer aux hôpitaux tous les cas de fièvre qui se prolongent sans se caractériser au-delà de trente-six heures, et immédiatement ceux qui offrent des prodrômes plus ou moins équivoques d'affection typhique ;

9° Accorder aux médecins des hôpitaux une grande latitude pour la répartition et l'espacement des malades, pour les évacuations partielles ou complètes de certains locaux, pour les mesures d'isolement ;

Les charger expressément de veiller à l'hygiène des infirmiers, et d'intervenir dans la fixation de leur ré-

gime comme dans l'ordre de roulement qui leur doit
être appliqué.

Paris, le 28 avril 1856.

Les Membres du Conseil de Santé,

BÉGIN, *Président.*

VAILLANT.

THIRIAUX.

MICHEL LÉVY, *Rapporteur.*